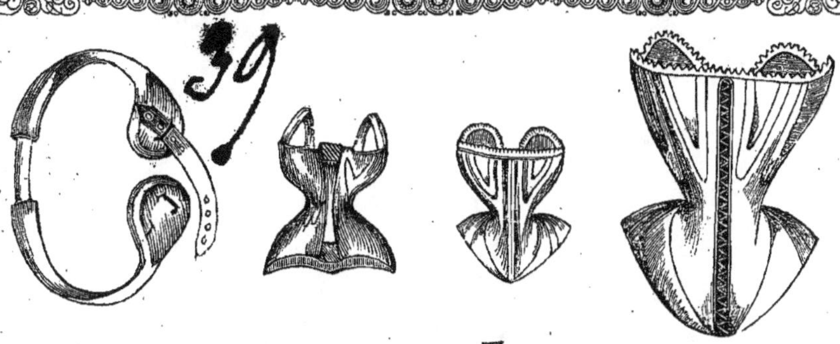

ORTHOPÉDIE
POPULAIRE,

DÉDIÉE

AUX PERSONNES PHILANTHROPES.

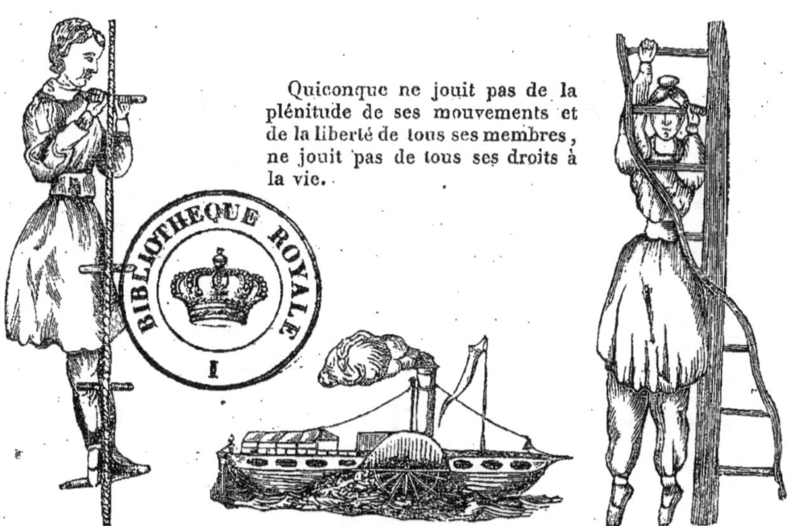

BONGRAND,

Lyon, grande rue Mercière, N° 50, au BATEAU A VAPEUR.

1843.

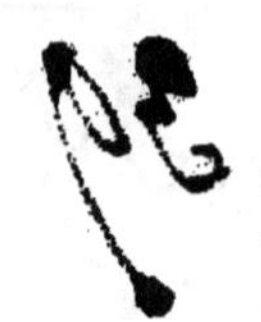

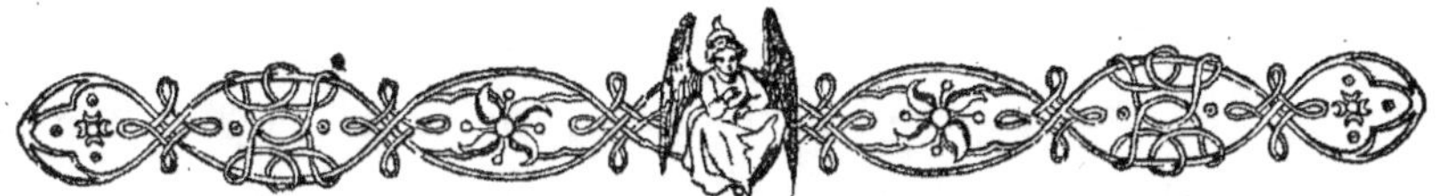

La vie sans la santé n'est point une jouissance, elle est un fardeau plus ou moins pesant. Mais si l'art de guérir a fait d'immenses progrès, que l'ignorance seule peut nier, il faut convenir qu'il est un genre de maladie que cette science précieuse ne peut combattre sans le secours de la mécanique : ce sont les infirmités , dont le nombre effrayant augmente chaque jour avec les peines morales et physiques d'un travail rendu plus opiniâtre , et souvent infructueux, par les besoins plus nombreux et plus difficiles de notre époque.

Parmi les infirmités qui rendent l'un ou l'autre sexe impropre au travail et inapte à certaines fonctions, les déviations de la tige osseuse du tronc , celles des membres inférieurs et surtout les torsions des pieds , sont les plus fréquentes. La médecine , toujours attentive à protéger l'humanité contre les misères de la vie , a créé l'Orthopédie ou l'art de rappeler le développement physique de l'enfance dans la voie normale et harmonique de la nature. Quiconque a visité et apprécié les Etablissements destinés à remplir ce but , reste convaincu que cette alliance de la médecine à la science du mécanisme obtient tous les jours de nombreux et étonnants succès.

Hélas! jusqu'à présent, malgré la philanthropie des directeurs orthopédiques, ces succès ne profitent qu'à ceux qui possèdent l'or et qui peuvent , sans aucun travail, satisfaire largement à tous leurs besoins. En attendant que la société, assise sur des bases plus larges en civilisation , puisse faire participer le pauvre aussi bien que le riche aux bienfaits de toutes les découvertes ; en attendant que le bain d'air, les machines ingénieuses et les lits mécaniques soient d'un usage populaire, serait-il donc impossible de suppléer au moins en partie aux appareils et au séjour si dispendieux dans les pensions orthopédiques? Je crois au contraire pouvoir offrir plus que de l'espérance aux chefs de famille affligés par l'infirmité de quelques-uns de leurs enfants; infirmités que trop souvent l'on nomme incurables, par leur nature ou par la difficulté de subvenir aux dépenses.

Formé par un exercice de 15 ans dans la fabrication des Corsets pour des personnes bien conformées, comme pour une infinité d'autres qui offraient toutes les anomalies possibles de déviations, d'inclinaisons et de torsions, j'ai eu le temps d'observer beaucoup et de réfléchir sur toutes les ressources que peut offrir le mécanisme des Corsets dans les cas les plus rares.

De nombreux essais m'ont appris à faire un bon choix des moyens les plus sûrs, qui sont aussi toujours les plus simples; enfin, entraîné par ce genre d'occupation et par un goût particulier pour tout ce qui s'y rapporte, j'ai eu l'occasion de confectionner toutes sortes de ressorts et instruments pour le redressement du tronc et des membres, relativement à toutes les grandes articulations, depuis les contenteurs des fractures des clavicules, des luxations de l'épaule, jusqu'aux socles et bottines mécaniques pour les pieds-bots, ainsi que les jambes et autres parties artificielles des membres. Encouragé par d'heureux antécédents et par plusieurs Docteurs de cette ville, qui ont bien voulu m'honorer et m'instruire de leurs conseils, j'ai étudié d'une manière plus spéciale ce qu'on pourrait appeler la petite Orthopédie ou l'Orthopédie populaire; j'ai observé les grands Etablissements, et consulté la plupart des hommes remarquables dans cette partie toute matérielle de la chirurgie : aussi, j'espère offrir à ceux qui m'honoreront de leur confiance toutes les garanties possibles, soit par la précision et le perfectionnement des instruments, soit en agissant sous la direction ou d'après les avis de MM. les Docteurs consultés, aux lumières desquels je me soumettrai avec empressement.

La médiocrité des Prix *est telle*, que toutes les fortunes peuvent se procurer mes appareils.

ORTHOPÉDIE POPULAIRE.

Voici le plan de quelques déviations qu'on rencontre souvent, et pour lesquelles j'ai toujours réussi à confectionner heureusement les appareils réformateurs :

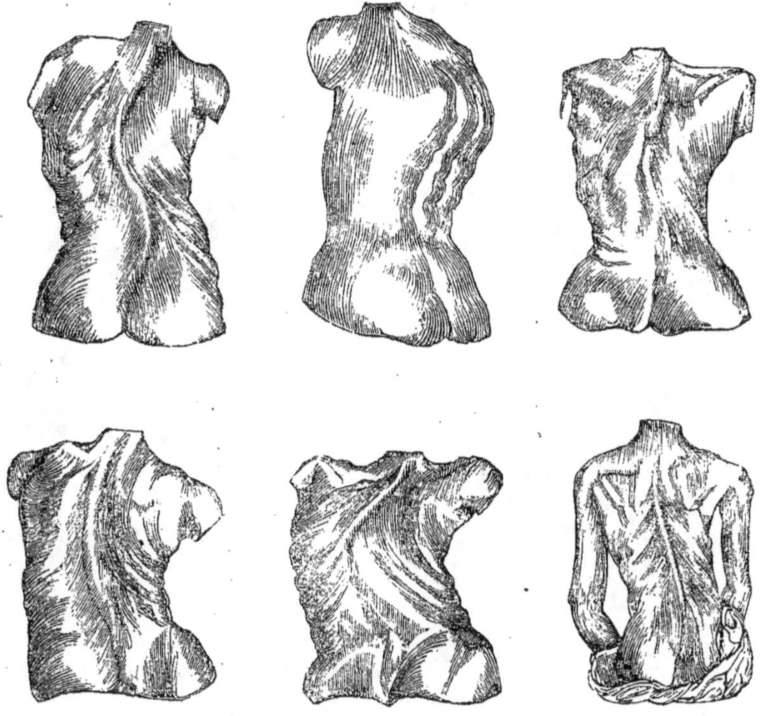

Les six difformités ci-dessus exigent chacune un appareil différent; il y a, toutefois, tant de variété à cet égard que je n'ai pas cru devoir entrer dans l'exposition de tous les détails, qui d'ailleurs donnerait à cet Avis une physionomie de charlatanisme que je dois éviter. Au reste, ceux qui désireraient s'édifier par eux-mêmes pourront visiter mon arsenal tous les jours, de onze heures à midi.

DES PIEDS-BOTS.

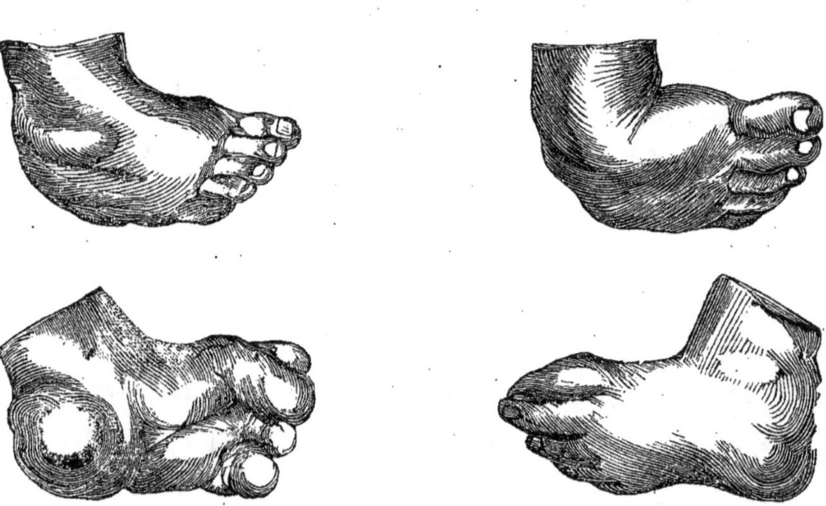

On donne le nom de pieds-bots, pieds tordus, torsion ou déviation des pieds :

1° Aux déviations des pieds en dedans ou sur le bord extrême : ce sont celles que les anciens appelaient *vari* ;

2° Aux déviations en dehors ou sur le bord interne, nommées par les anciens *valgi;*

3° Aux déviations dans lesquelles les pieds ne reposent que sur les extrémités digitées : les anciens appelaient ces pieds difformes *équins*, à cause de leur ressemblance avec ceux du cheval.

Chacune de ces espèces comprend elle-même plusieurs degrés, suivant que la difformité est plus ou moins considérable.

JAMBES QUI ONT DES VEINES CASSÉES.

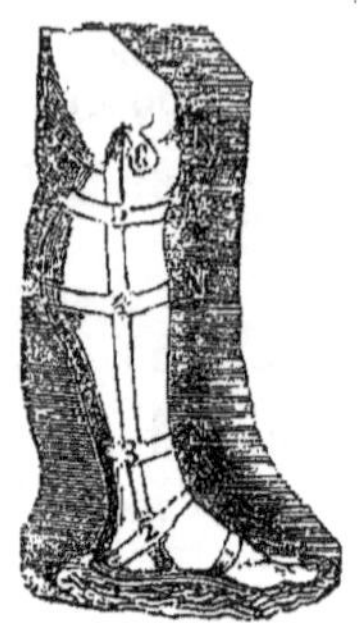 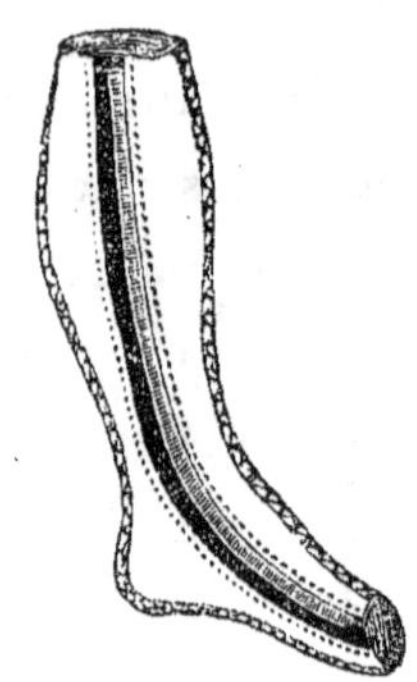

Manière de prendre la mesure.

N° 1. Grosseur du milieu du pied.
N° 2. Grosseur du talon.
N° 3. Grosseur du milieu de la jambe.
N° 4. Grosseur du mollet.
N° 5. Jarretière.
N° 6. Longueur de la jambe suivant ce modèle.

Appareils ou Jambières.

Divers Appareils ou Jambières à extension, pour redresser les fausses ankiloses du genou.

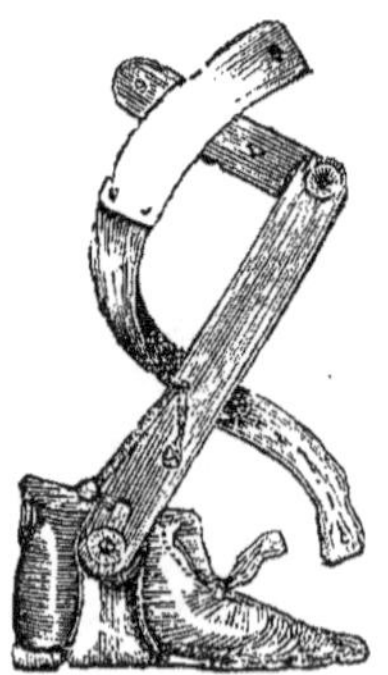 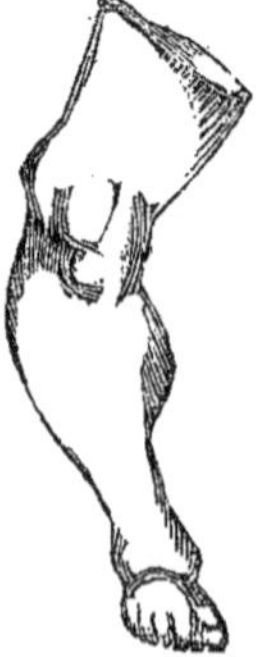 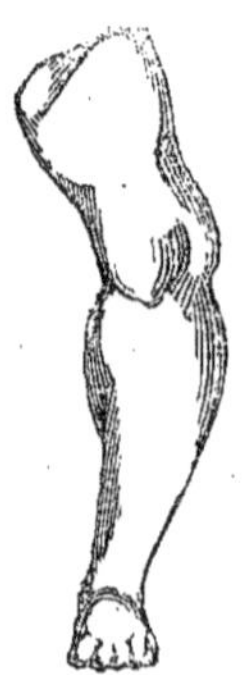

EXERCICES GYMNASTIQUES.

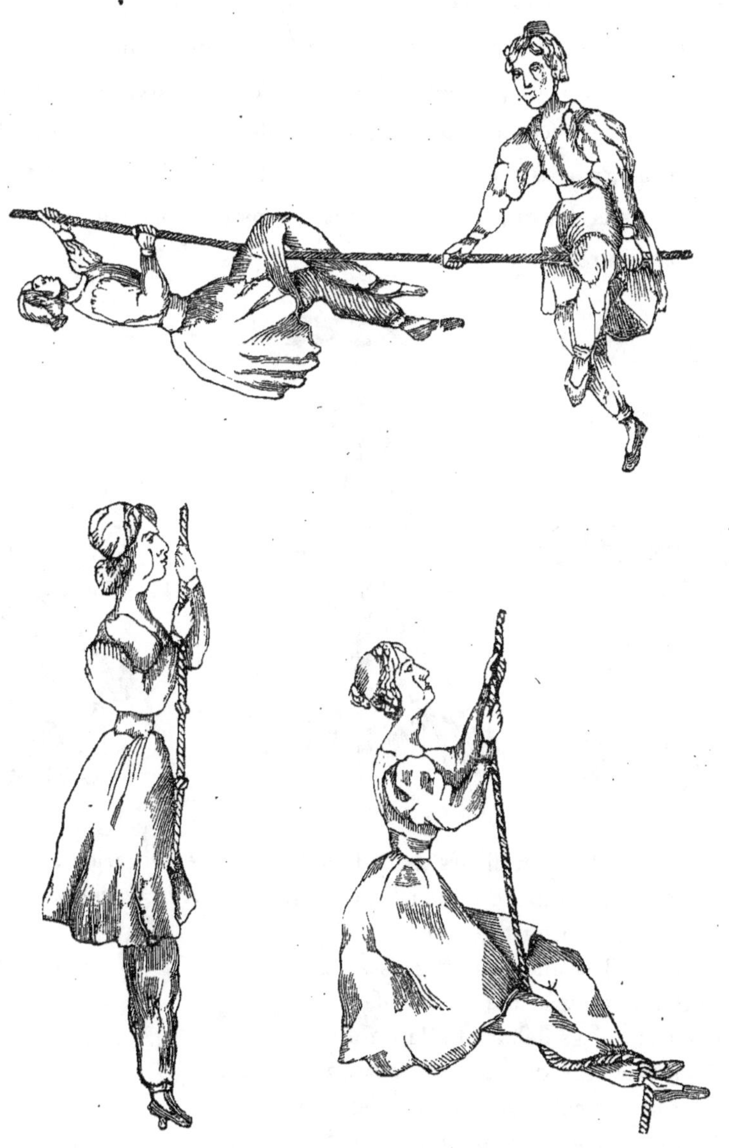

Les exercices gymnatisques, dont les savants de notre époque proclament les immenses avantages, deviendront aussi populaires. Pour hâter ce progrès encore trop peu connu, et pour faciliter les personnes qui ne peuvent fréquenter les établissements rares où se trouvent réunis les agencements pour les grands exercices, et qui désirent faire de la gymnastique domestique, M. Bongrand offre de fournir et préparer dans les appartements tous les ustensiles, cordages et appareils nécessaires.

CORSETS.

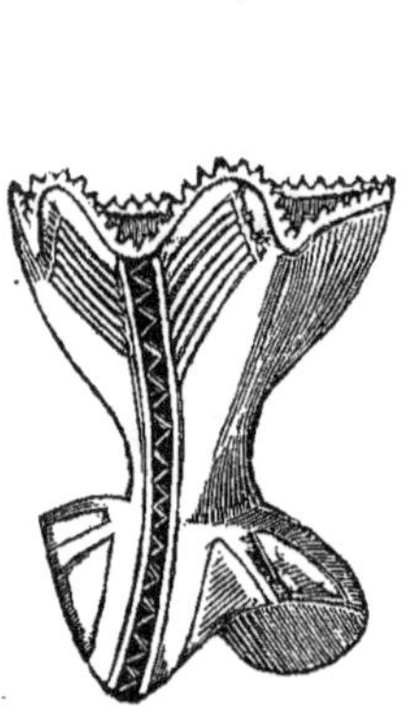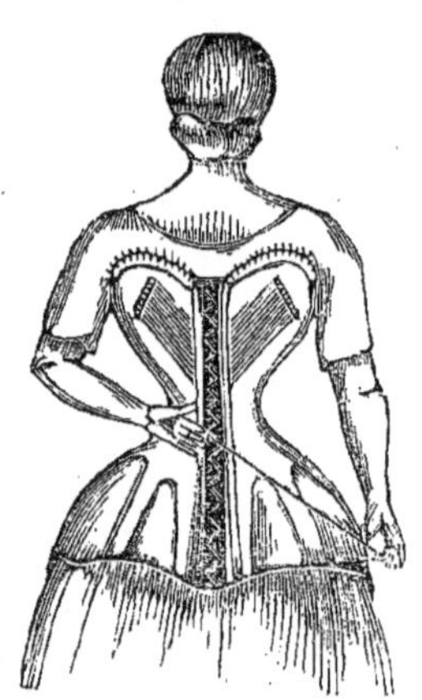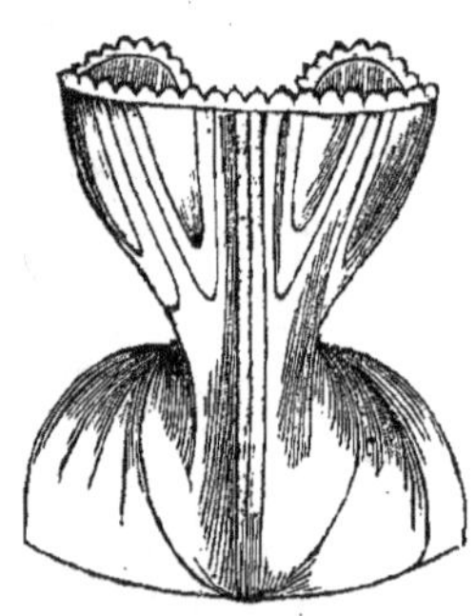

Corsets de luxe en divers tissus fins et de couleurs variées.

Corsets en coutil, en basin et en satin, couleurs variées.

Corsets pour nourrices.

Corsets élastiques pour grossesses, préparés de la manière la plus convenable pour la mère et l'enfant.

Corsets qui se délacent à la minute.

Corsets mécaniques, surnommés *paresseuses*.

Corsets pour les déviations naissantes.

Ceintures d'épaules pour les jeunes personnes.

Appareils contre l'onanisme.

NOMS DES BANDAGES.

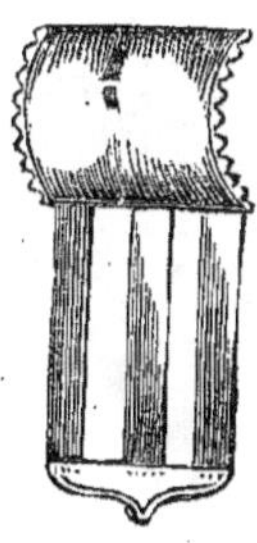 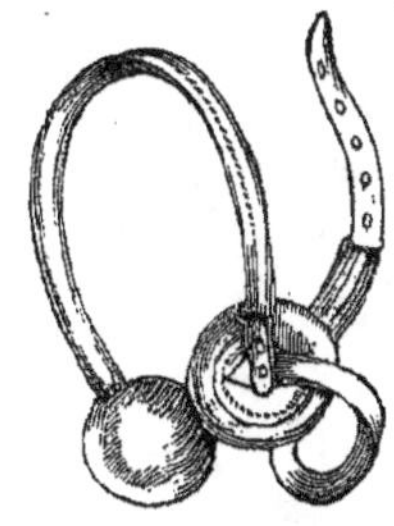 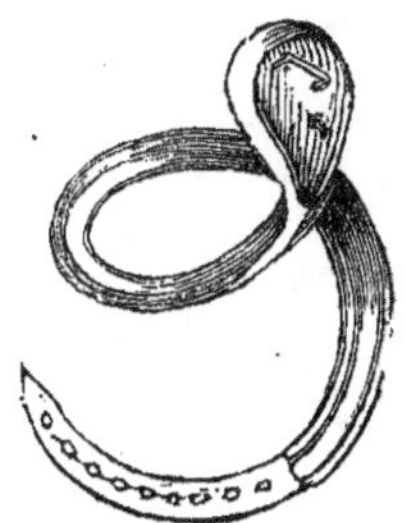

Bandage surfin, simple.

Bandage double, brisé.

Bandage simple, cadet.

Bandage pour enfant.

Bandage double pelotte.

Bandage ombilical, très fort.

Bandage simple, anglais.

Bandage double, anglais.

Suspensoir.

Ceinture ombilicale.

Ceinture pour femme enceinte.

Ceinture d'épaules pour jeune personne.

Ceinture pour homme, etc.

Divers appareils pour cautères.

APPAREILS CHIRURGICAUX.

Charpie fine et ordinaire.

Coton en cardes et en mèches.

Coton et étoupe avec compresses, pour étoupade de Moscatti, et autres applications.

Bandes de toutes grandeurs et largeurs, ordinaires ou à deux chefs (double rouleau), etc.

Compresses, grandes et petites.

Attelles fortes et flexibles, grandes et petites.

Bonnets et chaussons, en taffetas et en caoutchouc.

Coussinets et coussins, bourrés et en balles d'avoine.

Goussets triangulaires, munis de leurs bandes, pour appareils de l'épaule et du bras.

Suspensoirs simples et à pansement, d'une forme nouvelle et très commode.

Compresseurs à ressorts pour les veines et pour les hernies synoviales.

Camisoles de force , etc., etc.

Archets et pièces nécessaires pour le traitement des fractures.

LYON,

IMPRIMERIE TYPOGRAPHIQUE ET LITHOGRAPHIQUE

DE LOUIS PERRIN ,

Rue d'Amboise , 6, quartier des Célestins.

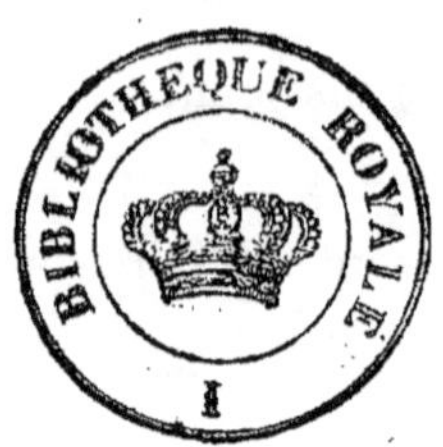